Fett verbrennen am Bauch:

Wie Sie mit einfachen Gewohnheiten und Achtsamkeit Ihren Bauchspeck verlieren und Ihr Gewicht in den Griff bekommen.

Nina Darm

Inhaltsverzeichnis

Einleitung

Um Gewicht zu verlieren und die gewünschten Resultate zu sehen, sind eine Menge harter Arbeit und Einsatz nötig. Überschüssiges Fett zu verlieren, das sich an Ihrem Bauch angesammelt hat, ist sogar noch schwieriger, da dies einer der hartnäckigsten Bereiche des Körpers ist, da das Fett dazu neigt sich dort festzusetzen. Darum wurde dieses Buch geschrieben, um Ihnen alle Tipps zu geben, die Sie gebrauchen können, um Ihren Bauchspeck zu verlieren und endlich den schlanken Körper zu haben, von dem Sie bisher nur geträumt haben.

Dieses Buch enthält Informationen darüber, worum es in der Bauchspeck-Diät geht, die Arten von Nahrungsmitteln, die man essen, und diejenigen, die man vermeiden sollte, und wie Sport genutzt werden kann seinen Bauchspeck schneller abzubauen. Sie sollten dieses Buch nutzen, um durchzustarten und vom ersten Tag an Schritte in die richtige Richtung zu tun.

Ich habe auch Informationen zur allgemeinen Lebensweise beigefügt, da dies etwas ist, worauf Sie ebenfalls einen genauen Blick werfen sollten, wenn Sie versuchen in Form zu kommen. Es mag Ihnen nicht bewusst sein, aber Ihre Lebensweise könnte das Hindernis sein, das Ihre Schwierigkeiten verursacht, wenn es darum geht, Gewicht zu verlieren. Ich werde die Gründe dafür erklären und Ihnen einige sinnvolle Schritte zur Hand geben, alle Probleme zu überwinden, die Sie in diesem Bereich Ihres Lebens eventuell haben. Es ist nicht immer das Essen, das Sie zu sich nehmen, das dafür verantwortlich ist, dass der Bauchspeck bleibt, und beim Lesen dieses Buches werden Sie vielleicht feststellen, dass Sie zurzeit etwas tun, das verhindert, dass Ihre Bestrebungen vorankommen.

Dieses Buch ist für Menschen jeden Alters geeignet, da seinen Bauchspeck loszuwerden nicht vom Alter abhängt. Während der Stoffwechsel vielleicht langsamer wird, wenn man altert, ist das kein Grund nicht in Form zu kommen. Schauen Sie sich nur die Leute um Sie herum an und Sie werden bemerken, dass Sie in Ihrem Alter sind, aber Jahre jünger aussehen und es keinen Grund gibt, warum Sie nicht auch so aussehen können. Sie müssen aber den ersten Schritt Ihr Gewicht zu verlieren machen wollen, und danach wird es leicht.

Die Mehrheit der Leute, die dieses Buch lesen, haben bereits die Entscheidung getroffen, dass es Zeit ist ihr Problem mit dem Bauchspeck anzugehen. Mit Hilfe dieses Buches können Sie sich auf ein Leben ohne Bauchspeck freuen! Ich wünsche Ihnen nur das Beste auf Ihrer Reise ein schlankeres, gesünderes Ich zu werden.

Kapitel 1 – Was hinter Bauchspeck steckt

Haben Sie endlich genug von dem überflüssigen Fett, das an Ihrem Bauch oder auf Ihren Hüften sitzt? Haben Sie es satt, dass Sie nicht die Klamotten tragen können, die Sie wollen, weil Sie denken, dass sie nicht gut aussehen? Wenn ja, dann ist die Bauchspeck-Diät wie für Sie gemacht!

Wenn Sie bereit sind Ihren Bauchspeck endgültig loszuwerden und die Veränderungen an Ihrem Lebenswandel vorzunehmen, die notwendig sind, um ein gesundes Gewicht beizubehalten, dann lege ich Ihnen dringend nahe, diese Diät auszuprobieren. Sie ist kein verrückter Trend, sondern ein gesunder Ernährungsplan, der Ihnen helfen wird auf Dauer gute Ergebnisse zu sehen. Um die besten Resultate des Bauchspeck-Plans zu erzielen, sind hier einige Prinzipien, denen Sie sich bewusst sein sollten und die sie von Anfang an befolgen müssen, und sie lauten wie folgt:

Essen Sie genug

Es ist wichtig sicherzustellen, dass Sie keine Mahlzeiten auslassen, wenn Sie diesem Plan folgen, da es Sie nur hungrig macht, und wenn Sie dann essen, werden Sie zu schnell und zu viel essen. Das ist ein Fehler, der von der Mehrzahl der Menschen unabhängig von der Diät, der sie folgen, gemacht wird. Haben Sie richtigen Hunger, neigen Sie dazu auf diejenigen Nahrungsmittel zurückzugreifen, die Ihnen sofortige Befriedigung versprechen, ohne wirklich darüber nachzudenken was Sie eigentlich essen. Das sind Nahrungsmittel, die überhaupt erst zu Bauchspeck führen.

Sie müssen anfangen Ihr Essen zu zelebrieren und sich dessen bewusst sein, womit Sie sich ernähren. Nehmen Sie sich Zeit ihre Mahlzeit und den herrlichen Geschmack zu genießen, und indem Sie aus gutem Essen das Beste machen, werden Sie merken, dass Sie sich nicht länger nach solchen Nahrungsmitteln verzehren, die einfach nur dick machen.

Vollkorn

Essen Sie weißes Brot, ist es wahrscheinlich, dass Sie das dick macht. Brote, die aus verschiedenem Vollkorngetreide gemacht wird, haben weitaus mehr Nähr- und Ballaststoffe, die Ihnen helfen länger satt zu bleiben, während sie auch Spitzen, die in Ihrem Insulinspiegel vorliegen können, verhindern. Diese Spitzen sind es, die die Speicherung von Bauchspeck auslösen. Deshalb ist es sehr wichtig, dass Sie dies verhindern.

Bewegen Sie sich und bleiben Sie aktiv

Auch wenn Sie noch keine Sport-Routine begonnen haben, um Bauchspeck zu verlieren müssen Sie jetzt anfangen. Legen Sie sich einen Schrittzähler zu und fangen Sie an auf 10.000 Schritt am Tag hinzuarbeiten, da diese Bewegung verhindern wird, dass sich Ihr Bauchspeck festsetzt. Es gibt eine Reihe an spaßigen Arten in Bewegung zu kommen und zu bleiben, und die werden wir uns später in diesem Buch noch näher ansehen. Vergessen Sie nicht: Sport muss keine Qual sein.

Frisches Essen

Eine der besten Sachen, die Sie für Ihren Körper tun können, ist viel frische Nahrungsmittel und Gemüse zu essen. Frisches Gemüse hat viele Nährstoffe, wie Ballaststoffe und andere Antioxidantien, die Krankheiten bekämpfen. Diese Lebensmittel haben alle wenig Kalorien, weshalb man sich keine Sorgen machen muss zuzunehmen, wenn man sie isst. Es ist wichtig zu versuchen, seine Ernährung so gut wie möglich abzuwechseln, so dass Sie sich auf neue Geschmacksrichtungen freuen können. Viele Leute halten Gemüse für langweilig, aber das muss es nicht sein und man kann leckere Mahlzeiten zaubern mit den richtigen Methoden zu kochen und der richtigen Art zu würzen.

Nahrungsmittel, die Entzündungen verursachen

Lebensmittel, die zu Entzündungen beitragen sind nicht nur in der Lage die Speicherung von Bauchspeck auszulösen, sondern können auch eine Reihe an Krankheiten verursachen. Manche Nahrungsmittel, die man vermeiden sollte, die in diese Kategorie gehören, sind solche, die stark verarbeitet sind, Trans-Fettsäuren, gesättigte Fette und raffinierte Kohlenhydrate beinhalten. Ist das Essen in einer Verpackung, können Sie die Inhaltsstoffe so oft lesen, dass Sie denken, dass sie gesund essen, nur um herauszufinden, dass die Zutaten in der vorbereiteten Speise Ihnen Entzündungen verursachen.

Jeden Tag gesundes Fett

Omega-3-Fettsäuren und einfach ungesättigte Fette können sowohl helfen Entzündungen abzubauen, als auch Bauchspeck. Diese Arten von Fett sind notwendig in Ihrer Ernährung, da sie helfen können ein gesundes Gewicht beizubehalten, das wünschenswert ist,und Sie vor Krankheiten zu bewahren. Die folgenden Kapitel zeigen Ihnen, wie Sie gesunde Fette in Ihre Ernährung einplanen können.

Acht Gläser Wasser

Es ist wichtig gut hydriert zu bleiben, da dies Ihr Energielevel oben hält und Sie auch sättigt und davon abhält während der Mahlzeiten zu viel zu essen, und es ist auch für Ihren Stoffwechsel eine große Unterstützung. Stellen Sie sicher, dass Sie jeden Tag viel Wasser zu sich nehmen. Es gibt viele Gründe, warum Sie Wasser trinken sollten, am wichtigsten ist jedoch, dass Wasser Ihrem Körper dabei hilft das Essen, das Sie zu sich nehmen, zu verdauen, und obwohl Tee und Kaffee mit Wasser gebrüht werden, dürfen Sie sie nicht zu Ihren acht pro Tag zählen.

Essen Sie mit Bedacht

Sich dessen bewusst zu sein, was man isst, wird Zeit brauchen, und Sie werden lernen müssen die Hungersignale Ihres Körpers zu besänftigen, damit Ihr Gewichtsverlust andauert. Sind Sie erst einmal aufmerksam, werden Sie Ihr Essen mehr genießen und es schätzen sich Zeit zu nehmen es zu essen. Sie müssen umlernen und beachten, dass frittiertes Essen nicht ihr bester Freund ist! Obwohl es Ihnen die Vorbereitungszeit verkürzen kann, könnte es Ihnen auch viele Jahre Ihres Lebens kosten.

Es ist sehr wichtig in Ihrem Leben die Balance zu wahren, wenn Sie in der Lage sein wollen Ihr Gewicht zu halten. Das ist der Grund, weshalb es eine gute Idee ist der 80/20-Regel zu folgen. Diese Regel verlangt von Ihnen, dass Sie 80% Ihrer Zeit darauf achten Lebensmittel zu sich zu nehmen, die Entzündungen bekämpfen und gut für Ihren Bauch sind. Die anderen 20% gestatten Ihnen etwas Freiraum vom Weg abzuweichen und ab und zu mal zu schlemmen. Oft suchen Menschen sich einen Tag aus, an dem sie sich etwas zu essen gestatten, das nicht auf ihrem gesunden Essensplan steht. Das ist eine gute Möglichkeit zu gewährleisten, dass Sie auf dem richtigen Weg bleiben, da Sie immer etwas haben, worauf Sie sich freuen können.

Vernünftige Ernährung dreht sich nicht darum, sich etwas zu verweigern, sondern darum zu lernen, was gut für seinen Körper ist und was nicht. Haben Sie sich für eine Weile vernünftig ernährt, werden Sie in der Lage sein die Botschaften, die Ihr Körper Ihnen sendet, zu verstehen. Die Mehrheit der Leute hat das Gefühl erlebt, so viel zu essen, dass man sich körperlich unwohl fühlt. Befolgen Sie allerdings eine vernünftige Ernährung, die die richtigen Dinge einschließt, werden Sie nicht nur glücklicher mit sich selbst sein, sondern auch feststellen, dass Sie eine geringere Neigung haben zu übertreiben.

Man spricht vom Jojo-Effekt, wenn Leute einer bestimmten Diät folgen bis sie ein gewisses Ziel erreichen, und dann zu ihrem alten Essverhalten zurückkehren. Das Problem dabei ist, dass das nicht funktioniert. Entziehen Sie Ihrem Körper die Nahrungsmittel, die Sie mögen, und fangen sofort wieder an sie zu essen, wenn Sie Ihr Wunschgewicht erreicht haben, werden Sie schneller zunehmen, als Sie es zu Beginn der Diät getan hätten.

Zu viel Fett im Körper zu haben ist eine Belastung für den Körper. Ihr Herz, Ihre Lungen und Ihre Mobilität hängen davon ab, die richtigen Nahrungsmittel zu bekommen. Würden Sie einen Dieselmotor mit Benzin betanken, würde er nicht funktionieren, aber trotzdem setzen Menschen überall ihre Körper ungesundem Essen aus und wundern sich dann, warum sie immer mehr Bauchspeck ansammeln. Der Moment, in dem Sie mit Ihrem Körper unzufrieden sind, ist der Zeitpunkt sich klarzuwerden, dass nur Sie einen Unterschied in Ihrer zukünftigen Gesundheit machen können, in dem Sie sich dafür entscheiden Ihren Bauchspeck zu verlieren.

Sie werden sich dessen vielleicht nicht bewusst sein, aber Kinder lernen am guten Beispiel. Im Moment sind die Zahlen für Fettleibigkeit bei Kindern an ihrem Höhepunkt und das vergrößert das Risiko des Kindes an Diabetes und Herzproblemen zu erkranken. Wenn Sie feststellen, dass Sie es nicht für sich selbst tun können, dann tun Sie es für sie.

Jetzt ist der erste Tag vom Rest Ihres Lebens, es ist an der Zeit aufzuhören dem Leben die Schuld zu geben und die Zügel in die Hand zu nehmen. Sie können es schaffen. Es gibt so viele Erfolgsgeschichten, die beweisen, dass es erreicht werden kann, und es ist nun soweit, dass Sie eine von ihnen werden. Folgen Sie dem Plan dieses Buches und Sie werden einen Schritt näher an Ihrem eigenen, persönlichen Erfolg sein.

Kapitel 2 – Nahrungsmittel, die helfen Bauchspeck zu verbrennen

Jetzt, da Sie ein besseres Verständnis für diesen Plan haben, ist es an der Zeit herauszufinden, welche Nahrungsmittel Sie essen dürfen, um Bauchspeck zu verlieren. Es ist wichtig, dass Sie sich die Zeit nehmen die richtigen Arten von Lebensmitteln zu sich zu nehmen, wenn Sie die Resultate sehen wollen, die Sie gerne hätten. Hier sind einige der Nahrungsmittel, die Sie täglich einplanen sollten, um Ihren Bauchspeck wegschmelzen zu sehen.

Das Erste, dass Sie in Ihre Ernährung versuchen sollten einzufügen, ist Haferbrei. Wenn Sie merken, dass Sie gleich eine morgendliche Snack-Attacke erwartet, liegt das normalerweise daran, dass Ihr Blutzuckerspiegel sinkt, nachdem Sie eine zuckerhaltige Frühstücksoption gegessen haben. Deshalb ist es weitaus besser eine Option zu wählen, die voller Kohlenhydrate ist, wie Haferbrei. Diese Arten von Nahrungsmitteln bleiben für Stunden in Ihrem Bauch und bekämpfen die Snack-Attacken später am Tag. Es ist eine gute Idee süßes Frühstück zu meiden und eine einfachere Möglichkeit zu wählen, und sie, wenn nötig, mit Beeren zu versüßen.

Müsliriegel haben oft eine Menge versteckten Zucker und man muss immer wieder die Etiketten überprüfen, da Sie als gesunder Frühstücksersatz beworben werden mögen, aber genau das sein können, was Ihren vormittäglichen Hungerschub verursachen oder für die Spitzen in Ihrem Insulinspiegel verantwortlich sein kann. Haferflocken in ihrer natürlichen Form sind eine bessere Option, auch wenn sie gekocht wurden. Zu den Grundlagen zurückzukehren ist weitaus besser, als Dinge zu kaufen, die gesund scheinen, aber tatsächlich vollgepackt mit Zucker oder Zuckerersatz sind.

Das Problem mit Zuckerersatzstoffen ist, dass sie oft süßer sind, als tatsächlicher Zucker, und das Zuckerhoch nicht so lange andauert. Das bedeutet, dass Ihr Bedürfnis für Süßungsmittel steigt und Sie eher die Arten von Essen und Trinken zu sich nehmen, die sie enthalten, da Ihr Zuckerbedarf nicht gedeckt wird.

Mandeln und Nüsse sind auch ein guter Snack, wenn Sie nach etwas Leckerem suchen, dass Ihren Bauchspeck reduzieren kann. Diese Arten von Nüssen können den Bauch verschlanken, da sie Sie satt halten. Sie sollte bei nicht mehr als 24 Nüssen pro Tag bleiben, um Ihren Hunger zu stillen ohne es mit den Kalorien zu übertreiben. Lassen Sie gesalzene Nüsse lieber aus, da zu viel Natrium Ihren Blutdruck erhöht. Natrium ist der Grund für eine Reihe an Gesundheitsproblemen und durchschnittliche Diäten beinhalten es viel zu viel. Hier ist es wieder wichtig die Inhaltsstoffe zu lesen, da der Natriumgehalt oft in Nahrungsmitteln verborgen ist, in denen Sie es nicht erwarten würden.

Olivenöl ist ein hervorragender Weg etwas von den Fetten aufzunehmen, die Sie in Ihrer Ernährung berücksichtigen müssen. Obwohl viele Leute sich Sorgen machen fett zu essen, insbesondere solche, die Bauchspeck loswerden wollen, ist es wichtig, da es in der Lage ist Ihren Hunger in Schach zu halten. Am Besten wählt man eine einfach gesättigte Variante von Fett, so wie Raps- oder Olivenöl. Diese helfen den Cholesterinspiegel unten zu behalten, während Sie auch Verlangen stillen, die Sie vielleicht haben. Stellen Sie sicher, dass Sie von gehärteten Pflanzenfetten fernbleiben, da sie beladen sind mit Trans-Fetten, die ungesund sind. Olivenöl kann als Salatdressing benutzt werden, oder um Gemüse etwas mehr Geschmack zu verleihen.

Machen Sie eine Diät, um Bauchspeck zu bekämpfen, ist es eine gute Idee viele Beeren zu essen. Beeren haben viele Ballaststoffe; nur eine Tasse Himbeeren hat etwa sechs Gramm Ballaststoffe. Nutzen Sie niemals Marmelade als Ersatz für Beeren, da sie quasi das Fastfood der Obstwelt ist! Marmeladen und Gelees sind voller Extrazucker und haben keine Ballaststoffe, also erhalten Sie durch sie nicht dieselben gesundheitlichen Vorteile. Die tatsächliche Frucht ist es, die die Ballaststoffe enthält, die Sie benötigen; gefrorene Früchte sind auch in Ordnung, bedenken Sie nur, dass sie einige ihrer natürlichen Inhaltsstoffe verloren haben, die Sie in Ihrer Ernährung benötigen. Wenn Sie frische Beeren kaufen können, sollten diese immer die erste Wahl sein.

Wenn Sie gewährleisten wollen, dass Sie einen guten Stoffwechsel haben, ist es eine gute Idee viel Vitamin B12 zu sich zu nehmen, was zuhauf in Eiern gefunden werden kann. Studien belegen, dass diejenigen, die Eier zum Frühstück essen, mehr Gewicht verlieren konnten im Vergleich zu denen, die Bagel frühstückten. Sie sollten sich mit Ihrem Arzt oder Gesundheitsdienstleistenden absprechen, bevor Sie anfangen Eier zu essen, insbesondere wenn Sie hohe Cholesterinspiegel haben.

Bohnen und Hülsenfrüchte sind die nächste Nahrungsmittelgruppe, die Sie versuchen sollten in Ihre Ernährung zu integrieren. Bohnen haben wenig Kalorien und auch eine Menge Ballaststoffe und die Proteine, die Ihr Körper braucht, um Gewicht zu verlieren und fit zu werden. Es ist ideal mindestens einmal in der Woche mehr Bohnen als Fleisch zu nutzen, da dies helfen wird eine Menge ungesättigtes Fett auszulassen, während Sie die Ballaststoffe, die Sie zu sich nehmen, vermehren. Denken Sie daran, dass Sie eventuell mehr Wasser trinken müssen, wenn Sie mehr Bohnen essen, um Ihre Verdauung zu unterstützen und Probleme mit Blähungen zu regeln, die auftreten können.

Mageres Fleisch und Fisch sind eine weitere gute Wahl, die Sie treffen sollten. Ihr Körper wird mehr Kalorien verbrauchen, wenn er Proteine verdaut, verglichen mit Fett und Kohlenhydraten. Entscheiden Sie sich für die magersten Fleischstücke, so dass Sie Proteine und andere Nährstoffe aufnehmen können ohne das zusätzliche Fett. Truthahn ist eine hervorragende Wahl, aber Fisch ist vermutlich am Besten. Bei der

Wahl des Fisches sollten Sie sich an Lachs und Thunfisch halten, da diese voller Omega-3-Fettsäuren sind, die der Körper benötigt, um den Aufbau von Körperfett zu verhindern. Frischer Fisch ist sehr gut und hat viel Gutes in sich, kostet aber mehr als gefrorener; der Geschmack ist wundervoll und wird Sie sich gut fühlen lassen.

Hühnchen ist in Ordnung, vorausgesetzt, dass Sie sich daran halten das Fleisch zu essen und nicht die Haut. Die Mehrzahl der Fast-Food-Ketten würzt die Hühnchenhaut besonders, damit es besser schmeckt, aber alles was das erreicht ist, Ihren Geschmack von dem abzubringen, was wirklich gut für Sie ist. Außerdem ist es so gut wie garantiert, dass das Hühnchen in der falschen Sorte Fett zubereitet wird.

Eine Art Fleisch, dem Sie vielleicht keine große Aufmerksamkeit geschenkt haben, ist Ente, aber das sollten Sie vielleicht. Entenfleisch, entgegen allem was Sie vielleicht denken, ist tatsächlich eine sehr gute, gesunde Fleischsorte. Es ist sehr gut für das Immunsystem und, vorausgesetzt Sie essen nicht die Haut, macht es nicht so dick.

Viele Leute, die Diät halten, denken, dass Kohlenhydrate schlecht für sie sind und sie sie wirklich nicht essen sollten. Tatsächlich allerdings, wenn Sie in der Lage sind die richtigen Arten von Kohlenhydraten zu essen, können Sie eine Menge Nährstoffe aus Ihnen bekommen, die Ihre Körper braucht. Wenn man Kohlenhydrate isst, sollte man Vollkornvarianten wählen, so dass man die Ballaststoffe bekommt, die man benötigt, um zu verhindern, dass man Hunger bekommt. Aber auch hier müssen Sie die Verpackungsaufschriften beachten, da manche Brotsorten als Weizen bezeichnet werden, obwohl der Weizen all seiner natürlichen Ballast- und Nährstoffe beraubt wurde. Nehmen Sie die 100%-Vollkornvariante, und Sie sind auf der sicheren Seite. Das tatsächliche Problem ist, dass die Hersteller ausnutzen, dass Menschen Fastfood und ungesundes Brot mögen. Zugegeben ist es leichter zu essen, aber definitiv nicht die beste Entscheidung, wenn es um Bauchspeck geht.

Ein anderes Nahrungsmittel, dass Sie genießen können, während Sie versuchen Ihren Bauchspeck zu verlieren, ist Erdnussbutter. Das mag Sie wieder überraschen, aber Erdnussbutter ist reich an dem Vitamin Niacin, das Ihrem Verdauungstrakt bei der Arbeit hilft, während es einen Blähbauch verhindert. Das Einzige, das man bei Erdnussbutter beachten muss, ist die Portionsgröße, da es eine Menge Fett beinhaltet. Idealerweise sollten Sie Ihren Konsum auf zwei Teelöffel oder weniger pro Tag beschränken.

Grünes Gemüse ist voller Vitamine und Mineralien, die Ihr Körper braucht, um stark zu bleiben und gleichzeitig Ihren Taillenumfang zu verringern. Es gibt viele verschiedene Gemüsesorten, die in diese Kategorie fallen, wie zum Beispiel Brokkoli und Spinat, die beide voller Ballaststoffe sind und wenig Kalorien haben. Es ist gut einen Salat mit diesen Arten von Gemüse zuzubereiten, um ihn vor Ihrer Mahlzeit zu essen, so dass Sie sich satter fühlen und dann kleinere Portionen essen. Gute Möglichkeiten, die man nutzen kann, um sich zu sättigen, schließen Spinat, Rucola oder Römersalat ein, anstelle von Eisbergsalat, da dieser nicht so viele Ballaststoffe hat.

Milchprodukte sollten nicht vermieden werden, da das Kalzium Ihrem Organismus hilft, das Fett in Ihrem Körper aufzuspalten, und in manchen Fällen sogar verhindert wird, dass Fett sich bildet. Halten Sie sich an die fettfreien oder fettarmen Varianten, um sicherzugehen, dass Sie nicht zu viele Kalorien zu sich nehmen, und seien Sie wiederum vorsichtig, da die Hersteller wissen, was gut schmeckt, und den Geschmack mit Aspartam ergänzen könnten, was nicht der gesündeste aller Zusätze ist. Entscheiden Sie sich für fettarmen Naturjoghurt, können Sie, wenn Sie wollen, ein wenig braunen Zucker hinzufügen, da dies Ihrem Körper weitaus weniger schadet.

Avocados sind ein exzellenter Lieferant von Ballaststoffen und einfach gesättigten Fettsäuren, die beide großartig dafür sind, dass man sich länger satt fühlt. Jede Avocado beinhaltet etwa 17 Gramm

Ballaststoffe, wenn Sie also pro Tag eine halbe schaffen, werden Sie leicht den Hunger fernhalten.

Grüner oder Eistee sind gute Getränkeoptionen, da sie voller Antioxidantien sind, die man benötigt, und auch den Stoffwechsel anregen, was bedeutet, dass man mehr Fett abbaut. Je mehr Sie Ihren Stoffwechsel anregen können, desto mehr Fett werden Sie verbrauchen. Studien haben gezeigt, dass diejenigen Leute, die diese Art von Tee getrunken haben, zusätzliche 266 Kalorien am Tag verbrannt haben, im Gegensatz zu denjenigen, die ihn nicht getrunken haben. Versuchen Sie abgefüllte Tees zu vermeiden, da sie nur wenige der schlankmachenden Nährstoffe, die man benötigt, haben, und auch viele zusätzliche Kalorien haben. Legen Sie stattdessen Ihren Teebeutel in heißes Wasser und kühlen Sie es dann mit ein paar Eiswürfeln ab. Versuchen Sie das mindestens viermal am Tag für beste Resultate.

Parmesankäse ist ein kalorienarmer Snack, der Kalzium enthält, das man braucht, um die fettverbrennenden Hormone in seinem Körper zu aktivieren. Außerdem ist der beachtliche Proteingehalt höher, als man ihn in anderen Milchprodukten findet, und Sie werden auch feststellen, dass Ihnen das hilft sich länger satt zu fühlen.

Cannellini-Bohnen, eine Art weißer Bohnen, enthalten viel Stärke, die eine Art Ballaststoffe beinhaltet, die schwer zu verdauen ist, und deshalb Ihren Körper länger sättigt und auch im Verdauungsprozess mehr Kalorien verbraucht. Durch die Verlangsamung Ihrer Verdauung muss der Körper umso mehr arbeiten und wieder mehr Kalorien verbrennen: je mehr Kalorien, desto leichter wird es Ihnen fallen Ihren Bauchspeck zu bekämpfen.

Kapitel 3 – Nahrungsmittel, die man vermeiden sollte

Sie sollten nicht nur auf die Nahrungsmittel achten, die Sie essen, um Ihren Bauchspeck zu verlieren; genauso wichtig ist es, sicherzustellen, dass Sie gewisse Produkte meiden. Über diese bestimmten Produkte ist bekannt und bewiesen, dass Sie mehr Fett in Ihrem Körper verursachen und die Menge an Körperfett in der Region Ihres Bauches vergrößern.

In diesem Kapitel werden ich über einige Nahrungsmittel sprechen, die Sie versuchen sollte zu meiden, wenn Sie es wirklich ernst damit meinen Ihren Bauchspeck loszuwerden, der zurzeit an Ihrer mittleren Region haftet.

Das Erste, was sie komplett aus Ihrer Ernährung streichen müssen sind Softdrinks. Sie sind nicht nur ungesund, sondern auch bekannt dafür, dass sie das Fett, das sich um Ihren Bauch sammelt, vermehren. Softdrinks und Limonaden sind voller leerer Kalorien, die Ihrem Körper überflüssiges Gewicht hinzufügen, und sie sind voller Zucker in Form von Maissirup mit hohem Fruchtzuckergehalt sowie anderen Zusatzstoffen, die Farbe und Geschmack hinzufügen. Der Körper tut sich sehr schwer damit all diesen Zucker zu verbrennen, insbesondere wenn er einmal am Bauch angekommen ist. Maissirup mit hohem Fruchtzuckergehalt reicht schon, um einen fettleibig zu machen, insbesondere wenn es um die mittlere Region geht. Die Mehrheit der Leute denkt, dass die Diätvarianten zu trinken eine bessere Alternative ist, diese beinhalten allerdings andere künstliche Süßungsmittel, die zu schlechter Gesundheit beitragen. Deshalb ist es am Besten sich an Wasser zu halten, wenn man versucht seinen Bauchspeck zu verlieren.

Die meisten Leute beenden ihre Mahlzeit gerne mit einem Nachtisch, und das ist oft der beliebteste Teil der Mahlzeit. Es ist wichtig, dass Sie sich klar machen, dass diese Desserts voll von zusätzlichen Kalorien sind, die Ihre Diät ruinieren. Auch wenn die Sorte Nachtisch wenig Kalorien und Fett hat, stellen Sie sicher sie nur in Maßen zu essen, so dass Sie nicht Ihre gesamte Diät aus dem Fenster schmeißen. Die meisten Desserts, die Sie sich aussuchen würden, enthalten irgendeine Art raffinierten Zucker, der dazu führt, dass Sie zunehmen. Es ist weitaus besser bei Obstoptionen zu bleiben, anstelle von Kuchen und Keksen. Das heißt nicht, dass Sie nicht ab und zu ein Dessert essen können, sie sollten es nur in Maßen genießen und nicht zu oft.

Wenn Sie versuchen das Fett an Ihrem Bauch loszuwerden, vermeiden Sie am Besten Fastfood komplett. Das ist die schlechteste Art von Essen für Ihren Bauch, da Fritten, Milchshakes und Burger viele Kohlenhydrate, Fett und Kalorien haben, die der Körper nicht braucht, so dass der Körper sie einfach abspeichert. Zusätzlich wird das Essen, das man in Fastfood-Restaurants isst, in fettigen Ölen zubereitet, die zu der Sorte gehören, die zu Fettleibigkeit beitragen.

Vollmilch ist für Ihren Speck ebenfalls nicht gut und, obwohl sie Ihnen trotzdem all das Kalzium und die Nährstoffe liefert, die Sie aus der Milch brauchen, nehmen Sie währenddessen auch mehr Fett zu sich. Für Erwachsene ist es nicht nötig Vollmilch zu trinken, es sei denn Sie haben Probleme damit zuzunehmen. Sie können entrahmte oder eine andere fettarme Milchvariante trinken und immer noch dieselben Nährstoffe erhalten, ohne sich über das zusätzliche Fett Gedanken machen zu müssen. Dies kann Ihnen dabei helfen das gesunde Gewicht beizubehalten, das Sie wollen, ohne den zusätzlichen Kram. Auch hier müssen Sie wieder darauf achten, was in der Milch ist, wenn Sie fettarme Milch kaufen, da Hersteller oft etwas hinzufügen, um sie schmackhafter zu machen.

Kartoffelchips sind noch ein Snack, der zu Ihrem Bauchspeck beitragen kann. Die Mehrheit der Sorten, die Sie kaufen können, wurde in gehärtetem Pflanzenfett zubereitet, was eine Form von Trans-Fett ist. Dies ist eine Art von Fett, von der man weiß, das es Ihre Cholesterinspiegel erhöht und letztlich nicht nur zu Gewichtszunahme führt, sondern auch mit Herzerkrankungen in Verbindung steht. Auch wenn Sie Kartoffelchips kaufen, die in anderen Fetten gemacht wurden, enthalten Sie sehr viel Öl. Es gibt allerdings ein paar Optionen, wie fettarme und gebackene Kartoffelchips, die eine bessere Wahl sind, wenn Sie Schwierigkeiten haben Kartoffelchips gleich ganz aufzugeben. Es ist trotzdem wichtig ein Auge auf die Kalorien in den Chips zu haben, da mehr Kalorien weiterhin zu Bauchspeck führen können.

Pfannkuchen und andere Frühstücksoptionen müssen vermieden werden, wenn Sie hartnäckigen Bauchspeck loswerden wollen. Obwohl solche Sachen gleich morgens lecker sein mögen, enthalten sie viel Fett und Kalorien, die schlecht für Ihren Bauch sind. Diese Arten von Nahrungsmitteln zu essen kann sogar schlimmer sein, wenn Sie noch Sirup dazu geben. Auch sogenannte leichte Pfannkuchen können zum Bauchspeck beitragen. Deshalb meiden Sie Pfannkuchen am Besten komplett und essen ein paar Vollkornwaffeln stattdessen.

Es gibt einige Lebensmittel, die Sie vollständig vermeiden müssen, um einen Unterschied in Ihrer Taille zu erkennen, und die oben genannten gehören dazu. Außerdem müssen Sie alle anderen gesüßten, verarbeiteten Nahrungsmittel genau im Auge behalten, da sie Ihnen nicht viel an Nährwert bieten können. Sie lassen Sie sich schneller hungrig fühlen und beeinträchtigen Ihren Blutzuckerspiegel und sind außerdem mit hohem Fett- und Kaloriengehalt beladen.

Während Sie essen, denken Sie daran sich dessen bewusst zu sein, was Sie essen, und auf Ihren Körper zu hören. Er wird Ihnen sagen, wann er genug hat. Es gibt weder einen Grund, noch eine Verpflichtung mehr zu essen, als Ihr Körper braucht. Ihr Bauchspeck kommt mehr als wahrscheinlich davon, wie viel Sie sich auf den Teller laden. Verkleinern Sie Ihre Portionen und genießen Sie, was sie haben, ohne nach jeder Mahlzeit ein schreckliches Unwohlsein zu spüren.

Kapitel 4 – Schlechte Angewohnheiten

Obwohl Sie es vielleicht nicht merken, kann es sein, dass Sie sich mit der Zeit viele Dinge angewöhnt haben, die nicht nur schlecht für Ihre Gesundheit sind, sondern vielleicht auch Ihren Bauchspeck verschlimmern.

Einer der Gründe könnte sein, dass Sie nicht genug auf die Toilette gehen, und wie verrückt das auch klingen mag, Sie könnten einfach verstopft sein. Eine Sache, die im letzten Kapitel erwähnt wurde, ist auf das Essen zu achten, das man isst. Wenn Sie das nächste Mal in einem Restaurant sind, schauen Sie sich um wie die Leute essen, und Sie werden sofort diejenigen erkennen, die sich nicht die Zeit nehmen, viele von ihnen werden Speck an ihren Bäuchen haben.

Verdauung bedarf Ihrer Unterstützung in der Art, dass Sie Ihr Essen mehr kauen und sich beim Essen Zeit lassen müssen. Aufmerksam zu sein dreht sich nicht nur darum, darauf zu achten, was man isst, sondern auch sich der Art, wie man isst, bewusst zu sein. Wenn Sie nur warten, bis Sie verstopft sind, und eine Tablette nehmen, bleibt das Essen in Ihrem Bauch und gärt und entwickelt Gase, die nicht da sein sollten.

Sie müssen sich angewöhnen sich beim Essen genug Zeit zu nehmen und auch viel Wasser zu trinken. Menschen, die nicht genug Wasser trinken, werden feststellen, dass sie schlimme Krämpfe haben können, da Wasser benötigt wird, um den Körper daran zu hindern dehydriert zu werden. Ein vielbeschäftigter Alltag ist oft Schuld daran, dass wir zu schnell essen, und das kombiniert mit zu wenig Wasser ist ein Rezept für Verstopfung. Manche Leute haben tagelang keinen Stuhlgang und man sollte jeden Tag welchen haben.

Wenn Sie jemand sind, der nie darauf geachtet hat sein Essen ausreichend genug zu kauen, ist es wahrscheinlich, dass Sie unregelmäßigen Stuhlgang haben, und das ist nicht gut für Ihre Bauchregion. Um das hinter sich zu lassen, müssen Sie darauf achten, was Sie essen. Schlucken Sie kein Essen herunter, es sei denn, es ist zerkaut und Sie haben wirklich genossen, was Sie essen.

Denken Sie das ist kein ernstes Problem?

Livestrong.com hat Informationen zum Thema Verstopfung und Blähungen gesammelt und herausgefunden, dass über vier Millionen Amerikaner daran leiden und mehr als die Hälfte von ihnen schon mit einem Arzt oder Gesundheitsdienstleisten gesprochen hat, um das Problem in den Griff zu kriegen.

Seinem Körper Kohlenhydrate zu entziehen ist ein weiterer Trend, auf den Leute schwören; tut man das allerdings, wird der Körper die Kohlenhydrate, die er benötigt, aus dem Vorrat nehmen, den man in seinem Körper hat. Sie mögen vielleicht denken, dass Sie wollen, dass Ihr Körper dies tut, aber es wird Ihnen tatsächlich schaden, da es Ihrem Körper die natürlichen Flüssigkeiten entzieht, die Sie dann ersetzen oder eben nicht.

Der Teufelskreis, den Sie dabei erschaffen können, ist Verstopfung; Abführmittel zu nehmen kann Ihren Darm bei der Verdauung weniger effektiv machen und der Körper kann von Abführmitteln abhängig werden und sich die Mühe nicht machen, sich selbst zu regulieren. Das beweist, dass Sie Kohlenhydrate in Maßen benötigen, aber auch Wasser brauchen, um Ihre Verdauung zu unterstützen und die Nahrungsmittel, die Sie zu sich nehmen, besser bekömmlich machen.

Kaffee

Die Mehrheit von uns müssen zugeben gerne eine Tasse Kaffee zu trinken, und ich wette Sie wussten nicht, dass Sie für jede Tasse, die Sie trinken, tatsächlich fast die dreifache Menge an Flüssigkeit urinieren. Deshalb ist es ratsam keinen Kaffee als Ersatz für Wasser zu trinken. Kaffee dehydriert den Körper und das kann einen weiteren Teufelskreis verursachen, in dem Ihr Körper Ihnen sagt, dass er noch etwas zu trinken braucht. Das Getränk, zu dem Sie logischerweise greifen, ist wieder ein Kaffee, der Sie wiederum weiter dehydriert.

Wenn Sie versuchen Bauchspeck zu verlieren, ist es sehr wichtig, dass Sie erkennen was Wasser für ein elementarer Teil Ihrer Ernährung ist; es ist unabdingbar. Wenn Sie Probleme mit Ihrer Verdauung haben, suchen Sie ruhig Hilfe, haben Sie aber das Obige gelesen und haben sich eines oder mehrerer der folgenden Punkte schuldig gemacht, müssen Sie jetzt Ihre Angewohnheiten ändern:

- Zu schnell zu essen – nicht zu kauen und das Essen nicht zu genießen
- Nicht genug Wasser zu trinken
- Auf Medikamente angewiesen zu sein, um zu verdauen

Jeder dieser Punkte ist ein Signal, dass Sie sich mehr Zeit für das Essen nehmen und mehr Wasser trinken müssen. Sie sollten entspannt auf der Toilette sitzen und Ihren Körper die Arbeit tun lassen, die er tun muss, um Sie gesund zu halten und den Bauchspeck auf Abstand.

Kapitel 5 – Warum Schlaf so wichtig ist

Vielbeschäftigte Leute bekommen oft nicht den Schlaf, den sie benötigen, und fühlen sich einen Großteil der Zeit müde. Wenn es um Schlaf geht, ist die Qualität des Schlafs genauso relevant wie seine Dauer. Es ist wahr, dass manche Menschen weniger Schlaf brauchen als andere, aber es kann sein, dass Sie mit unverdautem Essen in Ihrem Magen zu Bett gehen und vielleicht einige Ihrer Angewohnheiten ändern müssen, um Ihnen zu helfen ausreichende Ruhe zu bekommen.

Wenn Sie feststellen, dass Sie lethargisch sind, ist das ein sehr guter Indikator dafür, dass Sie nicht genügend Schlaf oder den Schlaf, den Sie brauchen, bekommen. Obwohl es vielleicht unglaubwürdig wirkt, heilt und erholt sich der Körper im Schlafzyklus vom vorherigen Tag und bereitet sich auf den nächsten vor. Viele Dinge passieren, während wir schlafen, und wenn Sie versuchen Bauchspeck zu verlieren, werden Sie am nächsten Tag die zusätzliche Energie benötigen, so dass Sie auf optimalem Niveau funktionieren und eher dazu neigen werden sich zu bewegen, wenn Sie auch nur einen Spaziergang machen.

Viele fettleibige Menschen kriegen nicht genug Schlaf oder gehen in die andere Richtung und werden viel zu faul und bleiben viel zu lange im Bett. Es ist wichtig, dass Sie die Balance finden, um gesund zu sein. Die Gefahr ist die, dass Leute, die inaktiv sind, den Aufbau von innerem Fett in der Bauchregion begünstigen; und das ist tiefsitzendes Fett, das schädlich für alle Bereiche des Körpers ist, insbesondere Herz und Lungen. Deshalb ist es wichtig aktiv zu sein; ist man aber müde, kann das sehr schwer sein.

<u>Wie viel Schlaf ist gesund?</u>

Es hat schon viele Studien über diesen Aspekt des Lebens gegeben, und während einige Leute glauben, dass acht Stunden das richtige Maß sind, tun sie sich selbst vielleicht ein großes Unrecht. Zwischen sechs und sieben Stunden pro Nacht ist ausreichend; das muss allerdings guter, gesunder Schlaf sein.

Wie wirkt sich Schlaf auf Bauchspeck aus?

Gut zu schlafen bedeutet, dass man am folgenden Tag mehr Energie hat und in der Lage ist, diese Energie zu nutzen, um einen Vorsprung zu haben, wenn es darum geht aktiv zu sein. Wenn wir an Fettleibigkeit denken, denken wir oft an Inaktivität, und mit Bauchspeck verhält es sich ebenso. Ist man ständig inaktiv, bekommt nicht genug Schlaf und isst die falschen Sachen, hat man wirklich keine Chance, wenn es darum geht Bauchspeck zu verlieren.

Wenn Sie gut schlafen und den Stress Sie nicht vom Bett abhalten lassen, geben Sie sich selbst für den nächsten Tag einen besseren Start. Haben Sie zu kurz vorm Schlafengehen gegessen, und das sind meistens Snacks, können Sie nicht die Schlafqualität kriegen, die Sie brauchen, und wachen deshalb am nächsten Tag auf, als ob Sie keine Energie haben.

Essen vor dem Schlafengehen

Es gibt eine Menge Mythen darum, wie zeitig vor dem Schlafengehen man aufhören sollte zu essen. Sie brauchen Ihre Abendmahlzeit, also verzichten Sie nicht darauf, aber der Bereich, in dem Sie riskieren Ihren Bauchspeck zu vermehren ist, indem Sie kalorienreiche, sehr zuckerhaltige oder sehr fettreiche Nahrungsmittel als einen Snack vor dem Schlafengehen essen. Die Arten von Zwischenmahlzeiten, die man zu dieser Tageszeiten vermeiden sollte, sind:

- Eiscreme – ersetzen Sie sie durch Fruchtsorbet, oder besser frisches Obst
- Kartoffelchips – die sind sowieso ungesund, aber sie lassen sich auch schwer verdauen, also ein Grund mehr sie am besten

vor dem Schlafengehen zu meiden
- Popcorn – das ist nur ungesund, wenn es mit Zucker überzogen ist; frisches Popcorn schadet Ihnen nicht, braucht aber vielleicht ein wenig bis es verdaut wird

Vor dem Schlafengehen sollten Sie leichte Nahrungsmittel zu sich nehmen, wie Rosinen oder ein paar Nüsse, wenn Sie Hunger haben, da diese viel besser für Sie sind als etwas zu schweres.

Haben Sie Probleme zu schlafen?

Wenn Sie Probleme haben zu schlafen, kann es sein, dass Sie sich nicht genug auf den Schlaf vorbereiten. Ihr Schlafzimmer sollte ein Raum sein, indem Sie sich wirklich entspannen können. Versuchen Sie es mit ein paar Atemübungen, da diese Ihnen wirklich helfen werden sich zu entspannen und den Stress des Tages zu vergessen. Versuchen Sie vor dem Schlafengehen zu vermeiden im Fernsehen zu aktive Programme zu schauen und denken Sie von Ihrem Schlafzimmer einfach als von einem Ort der Entspannung. Atemübungen zu machen wird Ihnen helfen Ihre Stresslevel herunterzufahren, und Sie werden vielleicht feststellen, dass sie Ihnen helfen ausreichend guten Schlaf zu bekommen und am nächsten Tag voller Energie aufzuwachen.

Schlaf ist essentiell, egal ob man versucht Gewicht zu verlieren oder nicht. Was Bauchspeck angeht, so gibt Schlaf dem Körper Zeit sich wiederaufzuladen, und das ist sehr wichtig, wenn man erfolgreich Fett abbauen möchte. Ein müder, gestresster Körper wird nicht gut mit Sport umgehen; sie werden also in der Lage sein am nächsten Tag Sport zu treiben, wenn Sie eine ruhige Nacht haben, was Ihnen dabei hilft Ihren Bauchspeck loszuwerden.

Kapitel 6 – Haben Sie Spaß beim Abspecken

Sie mögen denken, dass Ihren Bauchspeck zu verlieren Arbeit und Veränderungen in Ihrer Ernährung und Ihren Angewohnheiten beinhalten muss, aber ist gibt keinen Grund, warum Sie nicht gleichzeitig die Zeit genießen und Spaß haben können. Es gibt viele Möglichkeiten wie Sie Spaß in Ihre Trainingsroutine bringen können. All diese Dinge werden Ihnen helfen Ihre Nahrung auf effizientere Weise zu verdauen und sich auch all das überschüssige Fett vom Halse zu schaffen. Seien Sie vernünftig, wenn Sie diese Trainingsmöglichkeiten nutzen, es ist nicht ideal nach einem Essen Sport zu treiben. Mitten am Nachmittag oder abends vor dem Abendessen oder an einem Morgen am Wochenende sind alles gute Zeitpunkte.

Gehen Sie mit dem Hund spazieren

Das mag nicht den Eindruck machen, als ob es Ihnen eine Menge Spaß bringt, aber nichts hält Sie davon ab daraus etwas zu machen, das Ihnen Freude machen kann und das Sie mit der ganzen Familie teilen können. Setzen Sie sich ein Ziel und los geht's. Ihr Hund ist Ihr Grund sich zu bewegen und ist auf Sie angewiesen um rauszukommen, und als Hundebesitzer ist es viel wahrscheinlicher, dass Sie den Spaziergang genießen und nicht als Sport betrachten. Nicht überzeugt? Fahren Sie mit Ihrem Hund in einen Park und spielen Sie Stöckchenholen mit ihm. Machen Sie Ihren Hund zu Ihrem Freund, denn mit ihm oder ihr spazieren zu gehen kann Ihrem Verdauungstrakt helfen und gleichzeitig eine Menge Kalorien verbrauchen.

Spaß mit Zumba

Jeder hat schon vom Tanztrend Zumba gehört, haben Sie das nicht, gehen Sie auf YouTube und Sie werden schnell wissen, worum es geht. Aber lassen Sie sich nicht davon abschrecken, dass da alle spindeldürr und von Kopf bis Fuß in Lycra eingekleidet sind! Wenn Sie etwas Bauchspeck haben, fühlen Sie sich mit diesen Leuten vielleicht fehl am Platz. Aber nichts hält Sie davon ab Zumba bei sich zuhause zu machen.

Sind sie nicht fit, ist es sehr wichtig, dass Sie sich die Zeit nehmen sich auf Ihre Trainingseinheit vorzubereiten. Das kann man leicht über YouTube machen. Worauf warten Sie also? Finden Sie eine Tanzeinheit, die Sie leicht in Ihrem Zuhause machen können und betrachten Sie es als Spaß! Denken Sie nur daran etwas bequemes anzuziehen und sich irgendwo aufzuhalten, wo Sie nicht gestört werden.

Aufwärmen

Es ist sehr wichtig, dass Sie sich aufwärmen vor jeder Form von Sport. Dazugehören sollte die Hände, Arme und Beine auszuschütteln, damit sich die Bänder lockern, bevor man sie einer zusätzlichen Belastung aussetzt.

Sind Sie einmal aufgewärmt, gehen Sie über in Ihre Trainingseinheit und seien Sie locker. Es spielt keine Rolle, wenn Sie nicht mithalten können, tun Sie Ihr Bestes die Leute auf dem Bildschirm zu imitieren und haben Sie Spaß. Alles was Sie beim Tanzen tun ist Spaß zu haben, Kalorien zu verbrennen und sich selbst Zeit zu geben sich wieder jung zu fühlen. Es ist nicht wichtig wie alt Sie sind oder wie schlecht Sie tanzen. Es ist der Rhythmus der Musik und die Bewegung Ihres Körpers zur Musik, dass Ihnen helfen wird Ihren Metabolismus aufzubauen, um Gewicht zu verlieren.

Wenn Sie es schaffen das ein paar Mal die Woche zu machen, werden Sie Ihrem Körper Energie verleihen. Ist Ihre Session vorbei, fangen Sie nicht sofort an etwas zu essen. Wenn Sie etwas brauchen, dann ist es Wasser, und versuchen Sie vorbereitet zu sein und es in der Nähe zu haben, wo auch immer Sie trainieren. Ist Ihr Körper erst einmal wieder hydriert, sind ein paar Rosinen oder Nüsse ein toller Snack, um sich zu belohnen.

Denken Sie darüber nach wie Kinder lesen: manche mögen es und genießen wirklich die ganze Erfahrung, während andere, die gezwungen werden zu lesen, es hassen und als Strafe betrachten, egal ob der Inhalt spannend ist oder nicht. Es ist eine Pflicht, die sie einfach nicht tun wollen, also tun sie es nicht. Auf dieselbe Art wird Sport als Strafe betrachtet und dafür gibt es wirklich keinen Grund. Es kann eine Menge Spaß machen und es kann so viele Belohnungen dafür geben, dass Sie Ihr Tanzbein in Ihrer eigenen Version von Zumba schwingen. Tanzen wird eher mit Spaß in Verbindung gebracht, da es als gesellschaftlicher Zeitvertreib gilt und man nicht so darüber denkt, wie über konventionellere Trainingsmethoden.

Beim Tanzen kann man sich richtig austoben und all seine aufgestauten Emotionen rauslassen. Es geht um Rhythmus und Bewegung und darum jeden Teil seines Körpers zu trainieren ohne sich dessen bewusst zu sein, dass man trainiert. Diese Art zu tanzen hat keine Regeln, was bedeutet, dass alle Bewegungen, die Sie machen, Ihnen überlassen sind. Wenn Sie sich nicht strecken können, tun Sie einfach was Sie können; Sie müssen nichts machen, was Ihnen unangenehm ist, lassen Sie sich einfach von der Musik zu Bewegungen verleiten, die wirklich eine Menge Spaß machen können.

Wenn Sie Ihren Kindern helfen wollen ihren Bauchspeck anzugehen und davon abhalten wollen fettleibig zu werden, ist dies eine Sache, in der Sie sie miteinbeziehen können: ein spaßiger Sport für die ganze Familie. Ist Ihnen Ihr Tanzstil peinlich, dann trainieren Sie alleine.

Die Tatsache, dass Sie Sport machen, wird helfen Ihren Stoffwechsel anzukurbeln und Sie besser befähigen Ihre Nahrung zu verdauen, außerdem ist es wahrscheinlicher, dass Sie den Rest des Tages auf dieselbe energiegeladene Weise angehen.

Die ersten paar Mal, die Sie das machen, fühlen Sie sich danach vielleicht müde, aber bleiben Sie dabei und Sie werden tatsächlich versteckte Energie finden, von der Sie nicht einmal wussten, dass Sie sie besitzen.

Kapitel 7 – Übungen, um Ihren Bauchspeck loszuwerden

Wenn Sie wirklich einen Unterschied an Ihrem Bauchspeck sehen wollen, ist Essen ein wichtiger Teil davon. Diejenigen, die es schaffen den Richtlinien zu folgen, die bereits in diesem Buch vorgestellt wurden, werden feststellen, dass es sehr einfach sein kann Veränderungen in seinem Bauchspeck zu sehen. Aber mit dieser Art von Körperfett wird es nicht reichen nur darauf zu achten was man isst und was nicht, um das gewünschte Ziel zu erreichen. Sie müssen irgendeine Art von Training hinzufügen, um diese Resultate zu erzielen.

Die Mehrheit der Leute denkt, dass sie unbegrenzte Beugen und Bauchmuskelübungen machen müssen, um das überschüssige Fett loszuwerden, das sie an ihrem unteren Bauch haben, aber das entspricht nicht immer der Realität. Das Wichtigste, das Sie tun können, um das Gewicht um Ihren Bauch herum zu vertreiben, ist durchzustarten und sich dann so viel zu bewegen, wie Sie können. Bauchübungen sind eine gute Möglichkeit um Muskeln aufzubauen, die in der Bauchregion sind, und auch um sie zu formen, aber sie werden nicht viel gegen das Fett an dieser Stelle tun können. Stattdessen müssen Sie andere Übungen machen, die die Kalorien verbrennen und das Fett abtrainieren. Dieses Kapitel wird den Fokus auf verschiedene Übungen legen, die Sie machen können, um Ihren Bauchspeck loszuwerden und die Ihnen helfen, dass Sie so gut aussehen und sich so gut fühlen, wie es irgend geht.

Als Erstes müssen Sie sich darauf konzentrieren Ihren unteren Bauch in Angriff zu nehmen; das ist wichtig, da es Ihnen helfen wird Ihr Fett im ganzen Körper zu bekämpfen. Es ist nicht möglich nur an einer Stelle Ihres Körpers abzunehmen, aber wenn Sie versuchen überall an Ihrem Körper Körperfett abzubauen, werden Sie auch etwas an Ihrer Taille verlieren. Ihr Körper entscheidet, wo das Fett gehen muss. Aber wenn die Gesamtmenge Ihres Körperfetts anfängt zurückzugehen, werden Sie die Veränderungen überall an Ihrem Körper sehen können, auch an Ihrem Bauch. Sie werden keine Übungen machen können, die speziell den unteren Bauchbereich angehen was die Fettverbrennung angeht, obwohl sie helfen werden die Muskeln dort zu formen. Wenn Sie nach Möglichkeiten suchen sich von Körperfett zu befreien, müssen Sie deshalb andere Arten von Übungen machen, die dafür gedacht sind Fett überall am Körper abzubauen.

Jetzt müssen Sie sich darauf konzentrieren, wie Sie in der Lage sein werden Ihr Körperfett in Ihrem ganzen Körper zu reduzieren. Dazu gehört sich mit wenig Fett und Kalorien zu ernähren und auch an einem Trainingsprogramm teilzunehmen, das sowohl Kardio-, als auch Krafttraining miteinschließt. Das ist es, was Ihnen helfen wird Fett abzubauen, da Sie ein Kaloriendefizit schaffen. Das bedeutet, dass Sie, wenn Sie mehr Kalorien verbrennen als Sie zu sich nehmen, ein Defizit schaffen. Es ist eine sehr gute Idee ein Defizit von 300 – 500 Kalorien anzustreben, sowohl durch Diäthalten, als auch dadurch die Kalorienzufuhr zu verringern. Kardiotraining ist eine großartige Möglichkeit Kalorien zu verbrennen und Fett abzubauen. Krafttraining wird Ihnen helfen fettfreies Gewebe aufzubauen, das Ihre Stoffwechselrate beschleunigen kann, während es die Menge an Kalorien, die Sie an einem Tag verlieren können, vergrößert.

Zuerst schauen wir uns Kardiotraining an und was Ihnen helfen kann sich besser zu fühlen und den hartnäckigen Bauchspeck zu verlieren, den Sie verlieren wollen. Der American Council on Exercise gibt an, dass Kardiotrainings wie Aerobic-Tanz, Schwimmen, Basketball und Joggen die effizientesten und besten Möglichkeiten sind dabei zu helfen, Kalorien zu verbrennen und Fett abzubauen. Wie viele Kalorien verbrannt werden können, hängt von Ihrem aktuellen Gewicht ab. Eine Person, zum Beispiel, die 80 Kilo wiegt ist in der Lage etwa 17 Kalorien zu verlieren für jede Minute Laufen, etwa 11,6 Kalorien für jede Minute Schwimmen, 11,3 Kalorien für jede Minute Basketball und etwa 11 für jede Minute Aerobic-Tanz. Das kann je nach Größe auch variieren. Es wird empfohlen 30 – 50 min Kardiotraining an den meisten Tagen in der Woche zu machen. Es ist auch gut im Kopf zu behalten, dass Sie nicht das ganze Training auf einmal machen müssen, es ist genauso effektiv, wenn Sie es in kürzere Trainings aufsplitten; Sie werden trotzdem die gleichen Resultate und Vorteile erhalten.

Obwohl es riesige Vorteile gibt, wenn man unter der Woche ein gutes Kardiotraining macht, ist es genauso wichtig sich die Zeit zu nehmen ein wenig Gewichts- oder Krafttraining zu machen. Viele Leute lassen das aus, weil sie nicht das Gefühl haben, als ob sie Kalorien verbrennen. Das mag stimmen, da ein Gewicht zu heben während des Training für das Kalorienverbrennen nicht so effizient ist, aber hat man das Training absolviert, hilft es einem die Verbrennung von Kalorien zu steigern, während man sich ausruht. Der gestärkte Muskel, den Sie bilden, verbrennt weitaus mehr Kalorien und Fett, sogar wenn Ihr Körper sich erholt. Idealerweise sollten Sie mindestens zwei- bis dreimal pro Woche eine Art von Krafttraining machen, aber darauf achten, dass Sie eine zweitägige Pause zwischen den Trainingseinheiten machen.

Der American Council on Exercise empfiehlt, dass man mindestens ein bis zwei Sets absolviert, die 15 Wiederholungen beinhalten, um den Gewichtsverlust zu erreichen, den man sich wünscht. Falls Sie speziell für Ihre Bauchmuskeln etwas Zeit investieren wollen, um sie besser zu formen, sollten Sie zusätzlich gewährleisten, dass Ihr Krafttraining auch Bauchmuskelübungen beinhaltet. Wenn Sie auf der Suche nach Übungen speziell für die Bauchmuskeln sind, versuchen Sie es mit Crunches auf einem Gymnastikball, Crunches mit den Beinen durchgestreckt auf einem Gymnastikball, wo Sie versuchen Ihre Knie zu berühren (straight leg crunches), und Crunches, bei denen Sie die Beine abwechselnd ausstrecken und das jeweils andere Bein gleichzeitig mit dem Ellenbogen berühren (bicycle crunches).

Sport ist ein essentieller Bestandteil Ihres gesamten Abnehmziels. Sie werden nicht die Veränderungen, die Sie sich an Ihrem Bauchspeck wünschen, erreichen können, wenn Sie nicht in der Lage sind auch ein gutes Trainingsprogramm durchzuführen. Diese Übungen zusammen mit unterhaltsamen Übungen wie Zumba werden Ihnen helfen Ihren Bauchspeck zu verlieren. Es hat vermutlich eine Weile gedauert, bis sich Ihr Bauchspeck gebildet hat, und es wird mit ein bisschen Arbeit nicht so lange dauern, ihn wieder loszuwerden, aber Sie müssen bereit sein dafür die Verantwortung zu übernehmen und daran zu arbeiten ihn abzuschütteln, indem Sie diese Arten von Methoden verwenden.

Es ist so leicht sich zurückzulehnen und zu entscheiden nichts zu tun. Ihr Körper ist bereits träge und wird mit der Zeit noch träger. Die Tatsache, dass Sie dieses Buch lesen, sagt mir, dass Sie wissen, dass Sie ein Problem haben und auf der Suche nach einer Lösung sind. Das sollten Sie immer im Kopf haben, wenn Sie essen, entspannen, Sport machen oder Ihre Lebensweise ändern. Der schwierigste Teil ist es den Körper adäquat hydriert zu halten und ich kann nicht genug betonen, wie wichtig Wasser ist.

Trinken Sie viel bevor und nachdem Sie trainieren.

Kapitel 8 – Stehen Sie aufrecht

Sie mögen denken, dass Haltung nicht mit Bauchspeck zu tun hat, hat sie aber. Achten Sie darauf wie sie stehen und sitzen, denn diese Elemente sind alle für die Art, wie Ihr Körper wirkt, relevant. In den Vorher- und Nachherbildern auf Abnehmen-Websites kann eine simple Änderung der Haltung ein Model viel schlanker oder dicker aussehen lassen, als es eigentlich ist, und das ist es, wovon die Werbetreibenden abhängen, um einen von ihren Produkten, die einem helfen sollen Bauchspeck loszuwerden, abhängig zu machen. Aber schauen Sie sich diese Bilder einmal genauer an. Es gibt kein magisches Heilmittel und egal, was sie versuchen Ihnen zu erzählen, es ist die Haltung, die Ihnen Glauben macht, dass dies eine mögliche Alternative sein könnte, da die Models aussehen, als hätten sie Gewicht verloren.

Denken Sie darüber nach: wenn ein Fotograf das tun kann, dann bedeutet das, dass Ihre eigene Haltung ebenfalls Ihr Aussehen beeinflusst. Stehen Sie vorgebeugt, sind Ihre Schultern gerundet und nach einer gewissen Zeit wird diese Rundung ein Teil von Ihnen.

Sie können sich vermutlich erinnern, dass Ihre Eltern oder Lehrer Ihnen gesagt haben, Sie sollen gerade am Tisch sitzen. Sie hatten damit recht, denn damals war Ihr Körper dabei zu wachsen und sich zu entwickeln, und sie hatten Sorge, dass Sie sich Schlechtes angewöhnen würden, das Sie später im Leben verfolgt.

Mit der Zeit hatten Sie weiterhin Probleme mit Ihrer Haltung, nicht weil sie Ihnen egal ist, aber vielleicht weil die Couch zu weich geworden ist. Bedenken Sie einmal, wie Sie normalerweise auf einer Couch sitzen. Ich sitze gerade auf einer und was ich am meisten bemerke ist, dass mein Bauch hervorquillt. Wenn ich mich auf eine Sitzgelegenheit mit stabilerem Polster setze ändert sich das, weil mein Rücken gerader ist und mein Bauch eingezogen.

Achten Sie auf Ihre Haltung; gibt es Positionen, die Ihren Bauch herausschauen lassen, müssen Sie Ihre Position ändern und einatmen, dann, wenn Sie ausatmen, ziehen Sie Ihren Bauch während des gesamten Ausatmens ein.

Das ist etwas, das Sie zu jeder Tageszeit tun können und das Ihnen helfen wird sich anzugewöhnen Ihren Körper so gerade wie möglich zu halten und Ihre Haltung in der besten Position zu lassen. Achten Sie darauf wie gerade Ihr Rücken ist. Zu viele Leute beugen sich über ihren Schreibtisch und denken nicht darüber, wie sie sitzen, und über die Form ihrer Wirbelsäule nach. Gehen Sie sicher, dass Sie aufrecht sitzen, mit Ihren Füßen gerade ausgerichtet, so dass sie Ihr Gewicht abfedern, und mit Ihrem Bauch eingezogen.

Seien Sie sich Ihrer Haltung immer bewusst. Atmen Sie richtig und ziehen Sie den Bereich Ihres Bauchspecks ein und es wird Ihnen auch helfen das Gewicht zu verlieren, das Sie wollen. Ihr natürlicher Instinkt wird es immer sein, die Position Ihrer Wirbelsäule zu berücksichtigen. Haben Sie das einmal gemeistert, werden Sie feststellen, dass abzunehmen eine natürliche Ergänzung Ihrer Lebensart geworden sein wird.

Fazit

Den Speck an seinem Bauch loszuwerden kann zweifelsohne eine Herausforderung sein. Aus irgendeinem Grund scheint er da haften zu bleiben und man muss sich Zeit lassen und Arbeit investieren, um ihn zu zwingen zu verschwinden.

Dieses Buch ist voller Informationen, die man braucht, um mit der Bauchspeck-Diät anzufangen, so dass man es ein für alle Mal verschwinden lassen kann! Denken Sie daran, dass es im Endeffekt von Ihnen abhängt, wie schnell Ihr Bauchspeck sich davonmacht.

Ändern Sie Ihre Essgewohnheiten, ersetzen Sie Butter durch Margarine, nehmen Sie fettarme Milch statt Vollmilch, achten Sie darauf, wie viel Zucker Sie zu sich nehmen und folgen Sie den Ratschlägen, den ich Ihnen in den vorherigen Kapiteln gegeben habe, was Ernährung, Sport und Haltung angeht.

Zu guter Letzt ist es wichtig, dass ich erwähne, dass jeder eine andere Körperform hat und es da eine echte Gefahr gibt, wenn man anfängt seinen Körper mit dem eines Anderen zu vergleichen. Mit dem Gedanken im Hinterkopf sollte Ihr Ziel sein die schlankeste und gesündeste Version Ihrer selbst zu sein, die Sie erreichen können. Sie müssen auf Ihr bestes Selbst abzielen. Vermeiden Sie es auf einen Bikinimodel-Bauch aus zu sein oder das Glamourmodel auf der Titelseite (und höchstwahrscheinlich extrem mit Photoshop bearbeitet) eines Modemagazin. Konzentrieren Sie sich nur auf ein besseres Sie.

Halten Sie sich an die Tipps und Schritte, die ich in diesem Buch für Sie skizziert habe, essen Sie gut, leben Sie ein aktives und gesundes Leben und genießen Sie die Verwandlung, wenn Sie Ihrem überflüssigen und sturen Bauchspeck ein für alle Mal ,Adieu' sagen.

Sie können es schaffen; um genau zu sein, Sie sind der Einzige, der es schaffen kann. Das Vorbild, das Sie Ihren Kindern bieten (wenn Sie welche haben), oder Ihren Freunden, könnte sie dazu verleiten Ihrem Beispiel zu folgen. Während Fettleibigkeit ein weltweites Phänomen wird, ist gegen Ihren Bauchspeck Stellung zu nehmen Ihr Weg nach vorne in ein gesünderes Leben. Ihr Bauchspeck mag noch nicht gefährlich sein, aber er kann extrem gefährlich werden, wenn er nicht in Schach gehalten wird. Ihr Leben ist so viel mehr wert als all die Süßigkeiten, die dazu geführt haben, dass Sie jetzt da sind, wo Sie sind. Ihr Leben ist es wert Ihren Lebenswandel umzustellen, und Sie können wirklich jünger und fitter aussehen, wenn Ihr Lebensstil einmal die Bedürfnisse Ihres Körpers berücksichtigt.

Denken Sie daran, dass Radikaldiäten nicht klappen. Halbherziger Sport funktioniert nicht. Aber denken Sie auch daran, dass die Tipps in diesem Buch tatsächlich helfen und schon geholfen haben, wieder und wieder. Die Nährwerte sind altbekannt und Sie wissen vermutlich bereits, dass das, was Sie essen, schlecht für Sie ist. Sie müssen sich nicht alles verweigern, Sie müssen sich nur beschränken und vernünftig mit Ihren Portionen umgehen. Die Umstellungen, die Sie in Ihrer Ernährung, Ihren Schlafgewohnheiten und Trainingsroutinen vornehmen, können Ihr Leben um Jahre verlängern.

Das Schönste überhaupt daran seinen Bauchspeck zu verlieren ist, wie man sich fühlt, wenn man Kleidung trägt, von der man weiß, dass sie großartig aussieht, und in der Lage zu sein, alles zu tragen. Nicht länger das Gefühl zu haben, nicht richtig Luft zu kriegen. Sie müssen sich nicht länger penibel überlegen, was Sie anziehen, um bestimmte Bereiche Ihres Körpers zu verschleiern.

Sie müssen das für sich tun und stolz auf Ihre Leistungen sein, denn eine schlanke Taille und ein schlanker Bauch fühlen sich wirklich großartig an. Man fühlt sich weniger aufgebläht, weniger unwohl und in der Lage alles zu meistern, was der Tag mit sich bringen mag. Sie schlafen besser, essen besser und Ihr Körper wird Ihnen all die Mühe danken, die Sie sich gegeben haben Ihren Bauchspeck zu verlieren.

Wenn Sie Schlankheits-Programme im Fernsehen anschauen, schlagen manche vor, dass eine Operation die Antwort ist. Man kann darüber nachdenken und es gab im Vereinigten Königreich viele Fälle, in denen Leute zugenommen haben und ihre Leben riskiert haben, um diese Operation zu bekommen, aber was sie nicht erkannt haben, war, dass die Antwort direkt vor ihnen lag.

Dieses Buch gibt Ihnen alles, das Sie über das Loswerden von Bauchspeck wissen müssen, und Bauchspeck ist wirklich die schlimmste Art von Fett. Ist das einmal weg, scheint der Rest Ihres Körpers viel effizienter zu funktionieren, was bedeutet, dass Sie sich großartig fühlen, gut aussehen und sich selbst beglückwünschen können die Verantwortung für Ihren Körper so ernst genommen zu haben.

Ich wünsche Ihnen das Beste auf Ihrer Reise Ihren Bauchspeck loszuwerden, und hoffe, dass Sie sich energiegeladen und bereit fühlen, denn ich weiß, dass Sie es schaffen und das bestmögliche Sie sein können.

www.ingramcontent.com/pod-product-compliance
Lightning Source LLC
Chambersburg PA
CBHW062027280526
45787CB00005B/2234